AF343740

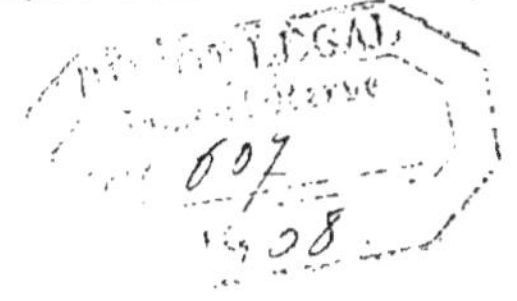

CONSEIL D'ÉTAT

APPLICATION DE LA LOI DU 15 FÉVRIER 1902-7 AVRIL 1903,
RELATIVE A LA PROTECTION DE LA SANTÉ PUBLIQUE : VILLE
DE PARIS ; RÈGLEMENTS SANITAIRES DU PRÉFET DE LA SEINE
ET DU PRÉFET DE POLICE; POUVOIRS DE L'AUTORITÉ MUNICIPALE

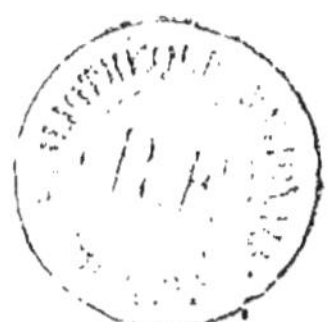

Décisions du 5 juin 1908.

I

Le Conseil d'État statuant au contentieux,

Sur le rapport de la section du contentieux,

Vu la requête sommaire et le mémoire ampliatif présentés pour
le sieur Marc, propriétaire à Paris, agissant tant en son nom
personnel que comme président de la chambre syndicale des
propriétés immobilières de la ville de Paris, association déclarée
conformément à la loi du 1er juillet 1901, la dite requête et le dit
mémoire enregistrés au secrétariat du contentieux du Conseil
d'État les 19 août 1904 et 9 juin 1905 et tendant à ce qu'il plaise
au Conseil annuler, dans les parties qui lui font grief, les articles 3,
10, 12 à 19, 21 à 27, 30 à 34, 37, 38, 45, 50, 52 à 56, 59, 60
à 71, 73 à 88, 94 à 103, 112 et 114 du règlement sanitaire pris
par le préfet de la Seine à la date du 22 juin 1904 en exécution de
l'article premier de la loi sur la santé publique du 15 février 1902 ;

Ce faire, attendu que la loi du 15 février 1902 n'a eu pour but
que de rendre obligatoire pour l'autorité municipale dans toutes
les communes la faculté qu'elle avait de faire des règlements dans
l'intérêt de la santé publique aux termes de la législation municipale, sans augmenter les pouvoirs qu'elle tenait de la législation
antérieure ni en changer la nature; que le préfet de la Seine ne
peut ni ajouter des charges nouvelles à celles qui ont été imposées
par la loi, ni modifier l'économie des immeubles existants, ni
prescrire des moyens exclusifs pour prévenir ou faire disparaître
les causes d'insalubrité; qu'il n'a pu en conséquence exiger une
approbation préalable pour de simples modifications aux constructions existantes (art. 19), ou pour le maintien de fosses

existantes (art. 94), imposer aux propriétaires l'exécution de travaux déterminés, minutieusement réglementés dans le détail, comportant l'emploi de procédés exclusivement obligatoires alors qu'il peut exister d'autres moyens aussi efficaces d'assurer l'hygiène dans les immeubles, notamment en ce qui concerne la qualité des matériaux, les conditions d'aérage, d'éclairage, de ventilation, la dimension des pièces d'habitation, le nombre et la disposition des cabinets d'aisances, les conduits de cheminée, l'évacuation des matières usées et de vidanges, les travaux d'installation d'écoulement direct à l'égout et de branchements, l'interdiction des puisards absorbants, l'obligation d'une canalisation reliée à la distribution publique d'eau potable et desservant tous les étages, les conditions de lessivage, peinture et arrosage des locaux destinés à la vente et à la conservation des denrées alimentaires, les règles d'établissement et d'entretien des voies privées; qu'il n'a pu autoriser par l'article 114 la pénétration dans des locaux privés d'agents de l'administration autres que ceux prévus par la loi pour le service sanitaire;

Qu'enfin les dispositions des articles 16, 17, 18 sur les voies privées, 23 à 26 sur l'aérage des pièces d'habitation, 30, § 1er sur l'habitation de nuit dans les sous-sols, 54, § 1er sur l'aérage et l'éclairage direct des cabinets d'aisances, 94, § 3 sur le maintien des fosses fixes destinées aux eaux ménagères, et 112 dans ses dispositions générales semblent s'appliquer aux immeubles existants et ont dès lors un caractère rétroactif;

Vu l'arrêté attaqué du préfet de la Seine, portant règlement sanitaire pour la ville de Paris, en date du 22 juin 1904;

Vu les observations du ministre de l'intérieur, en réponse à la communication qui lui a été donnée du pourvoi, les dites observations enregistrées comme ci-dessus aux dates des 14 juin et 3 juillet 1906 et tendant au rejet du pourvoi par les motifs qu'en ce qui concerne les dispositions de détail critiquées, elles n'excèdent pas les pouvoirs conférés à l'administration par la loi du 15 février 1902, laquelle a beaucoup étendu ceux que les maires tenaient de la législation antérieure ; qu'en ce qui concerne la non-application des dispositions du règlement aux immeubles déjà existants il y a lieu de faire une distinction entre les diverses catégories de mesures que visent ces dispositions;

Qu'en effet, s'il est vrai qu'en principe les mesures sanitaires relatives aux immeubles ne peuvent être réalisées qu'en suivant la procédure fixée par les articles 12 et suivants de la loi du 15 février 1902, ainsi que le reconnaît la préfecture de la Seine dans une note jointe au dossier, il n'en est pas ainsi pour les mesures de toute nature ; qu'il appartient à l'autorité municipale de réserver celles qui, à raison de l'utilité générale, sont susceptibles d'une exécution immédiate à la seule condition qu'elles se rattachent aux deux opérations spécialement visées par le législateur dans le paragraphe 2 de l'article premier, à savoir : l'évacuation des matières usées et l'alimentation en eau potable, et qu'il y a lieu sur ces deux points d'admettre une restriction à la théorie générale qui semblerait résulter de la note précitée, à laquelle d'ailleurs le ministre déclare adhérer pour le surplus ;

Vu la note de l'administration municipale de la préfecture de la Seine, à laquelle se réfère le ministre de l'intérieur, la dite note enregistrée comme ci-dessus le 3 juillet 1906 ;

Vu le mémoire en réplique et les observations nouvelles présentés pour le requérant, le dit mémoire et les dites observations enregistrés comme ci-dessus les 16 janvier et 30 mai 1907, dans lequel il déclare persister dans ses conclusions par les motifs précédemment énoncés, tout en constatant que le préfet de la Seine déclare qu'aucune disposition du règlement n'a le caractère rétroactif et que la salubrité des maisons anciennes ne peut être justiciable que de la procédure édictée par les articles 12 et suivants de la loi de 1902 et être poursuivie que par voie d'espèce ;

Vu les autres pièces produites et jointes au dossier ;

Vu la loi du 15 février 1902, modifiée par la loi du 7 avril 1903 ;

Vu la loi des 7-14 octobre 1790 et la loi du 24 mai 1872 ;

Ouï M. Romieu, conseiller d'État, en son rapport ;

Ouï Me Talamon, avocat du sieur Marc, agissant tant en son nom que comme président de la chambre syndicale des propriétés immobilières de la ville de Paris, en ses observations ;

Ouï M. Teissier, maître des requêtes, commissaire du gouvernement, en ses conclusions (1) ;

---

(1) CONCLUSIONS DE M. TEISSIER, MAITRE DES REQUÊTES, COMMISSAIRE DU GOUVERNEMENT :

1. — Vous avez, Messieurs, à propos du recours dont vous êtes aujourd'hui saisis, à fixer dans ses parties les plus essentielles le sens et la portée de la loi du 15 février 1902, relative à la protection de la santé publique. Vous avez à faire le départ, en ce qui concerne les mesures d'hygiène propres à assurer la salubrité des voies privées, des habi-

Considérant que les requérants soutiennent que les dispositions attaquées sont entachées de nullité soit comme prescrivant des natures de travaux excédant les pouvoirs conférés à l'administration en matière de règlement sanitaire, soit comme édictant les mesures applicables à des immeubles déjà construits, soit comme ne rentrant pas dans la compétence du préfet de la Seine, soit comme prises en contradiction avec des prescriptions formelles de la loi du 15 février 1902 ;

I. — *Sur le moyen tiré de ce que le règlement sanitaire ne pourrait imposer une nature déterminée de travaux ni prescrire l'emploi de moyens exclusivement obligatoires pour assurer la salubrité des immeubles :*

Considérant que l'article premier, § 2, de la loi du 15 février 1902, porte qu'un règlement sanitaire déterminera, pour chaque commune, les prescriptions destinées à assurer la salubrité des maisons et de leurs dépendances, des voies privées closes ou non à leurs extrémités, des logements loués en garni et des autres agglomérations quelle qu'en soit la nature, notamment les pres-

---

lations et des garnis, entre celles qui peuvent faire l'objet d'une réglementation générale et celles, au contraire, qui ne sont susceptibles que de décisions individuelles propres à tel ou tel immeuble déterminé. C'est ce qui fait l'importance et la gravité de ce débat.

Avant d'exposer la genèse de la loi du 15 février 1902 et l'économie de ses dispositions dans l'ordre d'idées que nous venons d'indiquer, il nous paraît indispensable, pour bien comprendre le but qu'elle a voulu atteindre et la portée des innovations essentielles qu'elle a consacrées, de rappeler, en deux mots, au Conseil l'état du droit antérieur à sa promulgation.

La législation révolutionnaire avait délégué aux corps municipaux le soin d'assurer la salubrité publique qui est ainsi devenue, en naissant, et qui depuis n'a plus cessé d'être une des branches principales de la police municipale. La loi du 14 décembre 1789 avait, en effet, énuméré parmi les fonctions propres au pouvoir communal, « celle de faire jouir les habitants d'une bonne police, notamment de la propreté et de la salubrité dans les rues, lieux et édifices publics... » Et la loi des 16-24 août 1790, qui est demeurée en vigueur pour toutes les communes de France jusqu'à la loi du 5 avril 1884, et qui était encore applicable à Paris jusqu'en 1902, réglementait dans son titre XI (art. 3), les pouvoirs de police des municipalités ; elle les chargeait spécialement « d'assurer le nettoiement des voies publiques, d'empêcher le dépôt sur ces voies de rien qui pût causer des exhalaisons nuisibles, de surveiller la salubrité des comestibles exposés en vente publique, enfin de prévenir par des précautions convenables et de faire cesser par des distributions de secours nécessaires, les accidents et fléaux calamiteux, tels que les épidémies et les épizooties ».

La salubrité publique est donc, à partir de ce moment, exclusivement assurée, dans toutes les communes, par des arrêtés de police municipale, lesquels sont, en principe, absolument facultatifs pour les autorités locales. Puis l'article 471, § 15, du Code pénal, vient sanctionner les dispositions des arrêtés de police ainsi édictés par les munici-

criptions relatives à l'alimentation en eau potable ou à l'évacuation des matières usées ;

Considérant qu'en vertu de ces dispositions, il appartient au règlement sanitaire de fixer les règles de salubrité auxquelles doivent être soumis tous les immeubles, tant dans l'intérêt des habitants de chaque immeuble que de l'ensemble des citoyens de la commune et, notamment, de définir les mesures, d'indiquer les installations jugées nécessaires dans l'intérêt de la santé publique ; que la circonstance que les articles 12 à 14 de la loi prévoient une procédure spéciale pour faire dans chaque cas particulier, disparaître les causes d'insalubrité existant dans un immeuble déterminé, ne saurait faire échec au droit qui découle de l'article premier précité, pour l'autorité municipale, d'édicter et de préciser par voie réglementaire les conditions de salubrité auxquelles doit satisfaire la généralité des habitations ; que les seules restrictions apportées à l'exercice de ces pouvoirs de réglementation sont celles qui résultent de la nécessité de concilier les intérêts primordiaux de la santé publique avec le respect dû aux droits de propriété et à la liberté de l'industrie ;

En ce qui concerne les articles 10, 12, 13, 14 et 15 :

Considérant que la salubrité des voies privées, closes ou non à leurs extrémités, rentrent expressément dans les objets prévus par l'article premier et l'article 22 de la loi du 15 février 1902, complétée par la loi du 7 avril 1903 ; que les prescriptions par lesquelles le préfet de la Seine a réglé les conditions du balayage des trottoirs et de la chaussée, du lavage des ruisseaux, de l'arrosage pendant les chaleurs, de l'enlèvement des neiges et rendu applicables aux voies privées toutes les dispositions du titre I du règlement concer-

---

palités et punir d'une amende de 1 à 5 francs tous ceux qui auraient contrevenu à ce règlement. Les diverses lois sur l'organisation municipale, notamment celle du 5 avril 1884, n'ont point modifié sur ce point les pouvoirs des maires.

Cette décentralisation, cette municipalisation de la législation sur l'hygiène publique, par cela seul que les réglementations qu'elle prévoyait étaient facultatives pour les municipalités, n'a donné que des résultats tout à fait insuffisants, et, jusqu'en ces derniers temps, la France était, par rapport à certains pays voisins, dans une situation d'infériorité notoire que soulignait lamentablement la comparaison des diverses statistiques sur la mortalité. Beaucoup de raisons expliquaient cet état des choses. De nombreux maires, tout d'abord, ignoraient les règles de l'hygiène publique et négligeaient d'exercer les fonctions qui leur étaient dévolues dans l'intérêt de la salubrité de leur commune. D'autres, soit par des considérations électorales, soit pour des raisons d'amitié, afin de

nant la salubrité publique, n'excèdent pas la limite des pouvoirs. qui lui ont été conférés par la loi ;

Mais considérant, d'une part, que si le préfet a pu légalement (art. 14) interdire les dépôts de fumier, ordures ou immondices sur les terrains en bordure des voies privées, il n'a pu par le même article étendre cette interdiction d'une manière générale aux simples « gravois », qui ne sont pas nécessairement dangereux pour la salubrité ; qu'il y a lieu, dès lors, d'annuler sur ce point l'article 14 ;

Considérant, d'autre part, que si le préfet pouvait prescrire, en ce qui concerne les voies privées, l'usage de matériaux présentant toute garantie au point de vue de la salubrité et de la sécurité de la circulation, il n'avait pas le droit d'exiger que ces matériaux fussent équivalents à ceux employés pour les voies publiques ; que. dès lors, l'article 10 doit être annulé sur ce point ;

En ce qui concerne l'article 21 :

Considérant que l'article 21 déclare le décret du 13 août 1902 applicable aux voies privées ;

Considérant que le décret du 13 août 1902, relatif aux rues de Paris, contient tout à la fois des dispositions qui intéressent la salubrité et la conservation du domaine public ; que le préfet de la Seine ne pouvait par le règlement sanitaire étendre aux voies privées que les dispositions relatives à la salubrité ; que, dès lors, en leur déclarant ledit décret applicable dans son intégralité, le préfet de la Seine a excédé ses pouvoirs, et que l'article 21, dans sa teneur actuelle, doit être annulé ;

---

ne pas léser des intérêts particuliers ou même personnels, se refusaient à prescrire des mesures commandées par les nécessités les plus certaines de la santé publique. Enfin quand les municipalités faisaient leur devoir, le plus souvent les prescriptions qu'elles édictaient étaient sans efficacité, à raison des limites étroites apportées à l'exercice de leurs pouvoirs de police par une jurisprudence extrêmement protectrice des intérêts individuels et du droit de propriété.

En ce qui concerne l'hygiène de l'habitation, la salubrité des voies privées, des maisons et des garnis qui est la question essentielle du débat actuel, les pouvoirs dévolus par la loi des 16-24 août 1790 et l'article 97 de la loi du 5 avril 1884 étaient presque complètement inefficaces, attendu que si les maires pouvaient enjoindre aux propriétaires de faire disparaître des causes d'insalubrité notoires, ils ne pouvaient, suivant les jurisprudences généralement concordantes de la Cour de cassation et du Conseil d'État, prescrire des travaux déterminés ou imposer des moyens d'assainissement obligatoires, sauf dans les cas tout à fait exceptionnels où il n'y avait qu'un seul moyen possible de supprimer la cause d'insalubrité.

A la vérité, dans les communes où le décret-loi du 26 mars 1852 avait été rendu

*En ce qui concerne les articles 22 à 27, 30 à 34, 37 et 38,
45, 50, 52 à 56, 59 à 67, 70 et 71, 73 à 88, 94 à 103 :*

Considérant qu'en vertu des pouvoirs très étendus qu'il tient de
la loi du 15 février 1902, le préfet de la Seine a pu valablement :

tout en laissant le propriétaire libre de choisir les matériaux
qu'il entend employer, exiger qu'ils soient imperméables pour
certaines parties des habitations ou des locaux, en ce sens qu'ils
devront présenter un caractère d'étanchéité suffisant (art. 30, 31,
32, 50, 53, 59, 95, 96) ;

imposer des conditions de « vue directe » sur les voies privées
et les cours et courettes (art. 22 à 26), de surface, de capacité,
d'aérage et d'éclairage pour les diverses pièces de l'habitation
(art. 33 et 34) et de ventilation pour les caves (art. 27) ;

disposer que les cabinets d'aisances seront aérés et éclairés directement et munis d'un poste d'eau, fixer le nombre de ces cabinets
d'après le nombre des pièces de l'habitation (art. 54, 55 et 56) ;

fixer les conditions auxquelles doivent satisfaire dans l'intérêt
de l'hygiène, les conduits de cheminées, poêles, calorifères, four-
neaux (art. 38), les tuyaux, conduites, orifices de décharge servant
à l'évacuation des matières usées et des vidanges (art. 61 à 67),
prescrire les précautions pour empêcher le danger résultant de la
congélation ou du jet d'eaux chaudes dans ces tuyaux (art. 68
et 69), interdire de projeter les eaux usées dans les gouttières
(art. 52) ;

exiger pour les travaux d'installation de l'écoulement direct à

---

applicable, les maires avaient la possibilité d'imposer des conditions de salubrité sérieuses
pour les maisons à bâtir, mais ils ne pouvaient que fort peu de chose en ce qui concerne
les immeubles existants.

Pour ceux-ci, il fallait recourir à une autre législation, à la loi du 13 avril 1850 sur
les logements insalubres dont vous connaissez bien le régime, et qui permettait, par des
mesures et une procédure individuelles, de faire disparaître les causes d'insalubrité
des habitations. Dans les communes où le conseil municipal l'avait jugé nécessaire, une
commission, nommée par lui, visitait les locaux signalés comme insalubres, proposait les
moyens de parer aux dangers qu'ils présentaient, et le conseil municipal, sur le rapport
de cette commission, prescrivait les réparations nécessaires et interdisait même, si besoin,
l'habitation des maisons et des appartements malsains.

Pas plus que l'exercice des pouvoirs de police des maires, l'application de cette loi
n'a donné, sauf à Paris, de résultat sérieux pour l'amélioration de la santé publique.
C'est qu'en effet, de même que la police municipale dépendait de l'unique bonne volonté

l'égout et pour les modifications aux installations sanitaires une déclaration avec dépôt de plan, coupe et élévation (art. 71 et 72) et régler tout ce qui concerne les branchements à l'égout sous les voies publiques et privées (art. 73 à 86) ;

interdire l'emploi de puisards absorbants (art. 87), et décider que les fosses fixes, tonneaux mobiles, puisards étanches ne seront autorisés qu'au cas où l'absence d'égout, les dispositions de l'égout public ou de la canalisation d'eau ou toute autre cause ne permettront pas l'écoulement à l'égout des eaux usées et des matières de vidange (art. 88) ;

exiger que tout bâtiment destiné à l'habitation soit relié à la distribution publique d'eau potable par une canalisation convenablement établie pour desservir les différents étages (art. 45) ;

imposer des conditions particulières, notamment en ce qui concerne le lessivage, la peinture et l'arrosage pour les locaux destinés à la vente ou à la conservation des denrées alimentaires (art. 95 et 96) et pour l'entretien en état de salubrité des constructions en général (art. 97 à 103) ;

Qu'en effet, ces diverses mesures, dans les conditions où elles ont été ordonnées, n'excèdent pas les pouvoirs conférés à l'autorité municipale par la législation nouvelle ;

Mais, considérant que si l'administration a le droit de prescrire les conditions d'évacuation des cabinets d'aisances et des urinoirs, elle ne saurait se prétendre autorisée par l'intérêt de la salubrité publique à interdire, d'une manière générale, leur établissement à un niveau inférieur au sol de la rue, ainsi qu'elle l'a fait par l'article 60, § 2, lequel doit être annulé ;

---

des maires, le fonctionnement de la loi de 1850 sur les logements insalubres était, d'une façon absolue, subordonné à la volonté du conseil municipal. C'était le conseil municipal qui, librement, décidait s'il y avait lieu ou non de créer dans la ville une commission de logements insalubres et d'appliquer la loi de 1850. C'était le conseil municipal qui désignait les membres de la commission des logements insalubres. C'était lui, enfin, qui décidait des travaux à prescrire et des interdictions d'habitation à prononcer. On comprend que, dans ces conditions, le souci de ménager certains intérêts privés ou d'éviter certaines animosités personnelles ait empêché l'application de cette législation.

Mais il y a plus, là où les conseils municipaux avaient fait leur devoir, là où la loi du 13 avril 1850 avait reçu son entière application, elle était apparue absolument insuffisante pour atteindre le but qu'elle se proposait. En premier lieu, elle ne permettait de supprimer que les causes d'insalubrité inhérentes à l'immeuble lui-même et non celles provenant des opérations qui se pratiquaient dans cet immeuble et de son mode d'uti-

II. — Sur le moyen tiré de ce que le règlement sanitaire ne pourrait prescrire de mesures applicables aux immeubles construits avant sa publication :

Considérant que les dispositions de l'article premier, § 2, de la loi du 15 février 1902 sont générales et concernent toutes les propriétés de la commune, quelle qu'en soit la nature, sans distinguer entre les immeubles à construire et les immeubles déjà construits, que le règlement sanitaire s'applique donc aux uns comme aux autres ; que, toutefois, les pouvoirs de l'autorité municipale sont moins étendus à l'égard des immeubles déjà construits, qu'à l'égard des immeubles à construire, et qu'il appartient au juge de vérifier séparément, pour chacune de ces deux catégories d'immeubles, si l'administration n'a pas excédé la limite des charges qu'elle est en droit de leur imposer dans l'intérêt de la santé publique ;

Considérant qu'en ce qui concerne les immeubles déjà construits, le règlement sanitaire ne doit pas, en principe, prescrire de conditions ayant pour effet de modifier la construction ou l'aménagement des bâtiments, à moins qu'il ne s'agisse de mesures dont la nécessité est absolument démontrée pour assurer la salubrité publique, notamment de travaux en vue de l'évacuation des matières usées et de l'alimentation en eau potable, lesquelles sont spécialement visées par le paragraphe 2 de l'arti-

---

lisation. En second lieu, la loi de 1850 ne s'occupait que des « logements ou dépendances insalubres mis en location ou occupés par d'autres que le propriétaire, l'usufruitier ou l'usager ». En troisième lieu, elle ne permettait d'atteindre que les causes d'infection susceptibles de nuire aux locataires eux-mêmes et non celles qui pouvaient avoir une répercussion pour les voisins et même pour l'agglomération tout entière. En quatrième lieu, les prescriptions des conseils municipaux ordonnant des travaux d'assainissement ou interdisant l'habitation étaient susceptibles de renvoi devant le conseil de préfecture et le Conseil d'État, ce qui assurait de longs délais aux propriétaires récalcitrants. Enfin, la loi de 1850 ne prévoyait pas la possibilité d'exécuter d'office les délibérations des conseils municipaux. Elle édictait seulement, en cas d'inexécution des travaux prescrits, une amende pouvant être élevée au double de la valeur des travaux eux-mêmes (art. 9). Cela eût peut-être constitué un mode de coercition suffisant si l'article 12 n'avait pas permis l'application de l'article 463 du Code pénal sur les circonstances atténuantes. Mais cette disposition de l'article 12 paralysa, on peut bien le dire, la seule sanction de la loi de 1850 qui eût été vraiment efficace.

Cette loi ne donna rien. De telle sorte qu'on peut bien affirmer qu'il n'y avait pas en France de législation sanitaire réelle, efficace, lorsque est intervenue la loi du 15 février 1902.

II. — Cette loi a pour point de départ un projet d'initiative gouvernementale, déposé le 3 décembre 1891 par M. Constans, alors ministre de l'intérieur. Mais ce projet a subi, au cours des examens successifs dont il a été l'objet de la part des com-

cle premier précité ; qu'en dehors de ce cas de nécessité absolue, les travaux d'une semblable importance ne doivent pas être prescrits par voie de disposition réglementaire s'appliquant à l'ensemble des habitations, mais peuvent seulement être imposés, le cas échéant, à titre de mesure individuelle, aux immeubles dont l'insalubrité viendrait à être constatée dans les conditions prévues par l'article 12 de la loi ;

En ce qui concerne les articles 16, 17, 18 :

Considérant que ces articles disposent, d'une part, que les voies privées dans la ville de Paris devront être pourvues de deux canalisations distinctes l'une pour l'eau potable et l'autre pour l'eau destinée aux lavages et aux usages industriels et, d'autre part, que les eaux pluviales et ménagères devront être écoulées par des conduits souterrains ; que ces dispositions, qui sont relatives à l'alimentation en eau potable et à l'évacuation des matières usées, même en admettant qu'elles visent des voies existantes, n'excèdent pas les pouvoirs conférés à l'autorité municipale par le paragraphe 2 de l'article premier de la loi du 15 février 1902, en ce qui concerne les voies privées ;

En ce qui concerne les articles 23, 24, 25, 26 et 54, § 1ᵉʳ :

Considérant que les articles 23 à 26 sont relatifs aux conditions d'aérage et d'éclairage des maisons et aux vues directes sur les voies privées et cours et courettes, et que l'article 54, § 1ᵉʳ, exige l'éclairage et l'aérage directs pour les cabinets d'aisances, que ces mesures auraient pour effet de porter atteinte à l'écono-

---

missions de la Chambre des députés et du Sénat, au cours surtout de sa discussion à la Chambre Haute en 1897, des modifications considérables, conçues dans un esprit très différent de celui qui avait présidé à l'établissement du texte originaire, et ces modifications ont eu pour conséquences d'amener un certain manque de précision et un certain défaut d'harmonie entre quelques-unes des dispositions qui ont passé dans la loi du 15 février 1902.

Le texte voté, comme le projet du gouvernement, contient des dispositions générales fort claires, fort utiles, destinées à régler la lutte contre les épidémies, à rendre la vaccination obligatoire, à imposer aux communes certains travaux d'assainissement indispensables, à assurer aux citoyens leur alimentation en eau potable et à créer partout des commissions et des conseils d'hygiène indépendants et compétents. De toutes ces dispositions nous n'avons pas à nous occuper aujourd'hui et vous n'avez, à l'occasion des affaires actuelles, à étudier que les articles de la loi de 1902 qui fixent

mie des bâtiments dans un cas où la nécessité de leur réalisation immédiate n'est pas démontrée à l'égard de l'ensemble des habitations de la ville de Paris ; que les requérants sont donc fondés à soutenir qu'en tant qu'elles s'appliquent aux immeubles déjà construits, elles excèdent la limite des pouvoirs du préfet de la Seine ;

En ce qui concerne l'article 94, §§ 3 et 4 :

Considérant que cet article porte, que lorsque la disposition des lieux ne permettra pas l'écoulement des eaux ménagères soit à l'égout public, soit au caniveau de la rue, le propriétaire pourra diriger ses eaux dans une fosse fixe ; que le même article détermine les conditions auxquelles cette fosse devra satisfaire, et exige du propriétaire qui voudra, dans ces circonstances, établir ou conserver une fosse fixe une demande sur laquelle il sera statué par le préfet ;

Considérant que si le préfet avait le droit de fixer toutes les conditions de salubrité auxquelles sont soumises les fosses mêmes existantes, et d'exiger une déclaration du propriétaire avec pro-

---

à nouveau les pouvoirs de police de l'autorité municipale en matière d'hygiène publique, tant au point de vue réglementaire, qu'au point de vue du droit de supprimer, par voie de mesures et de procédure individuelles, les causes d'insalubrité des habitations.

C'est, d'ailleurs, dans cet ordre d'idées que le projet de 1891 a subi les transformations les plus considérables, celles qui ont le plus altéré son caractère initial.

Rédigé par les hygiénistes de la place Beauvau, le projet de 1891 avait tout d'abord pour but — et sur ce point son intention a été pleinement réalisée — de rendre obligatoire dans chaque commune, l'intervention d'un règlement sanitaire général. C'est ce qu'édicte l'article premier de la loi de 1902 ainsi conçu : «Dans toute commune, le maire est tenu afin de protéger la santé publique, de déterminer, après avis du conseil municipal et sous forme d'arrêtés municipaux portant règlement sanitaire : 1° les précautions à prendre en exécution de l'article 97 de la loi du 5 avril 1884, pour prévenir ou faire cesser les maladies transmissibles visées à l'article 4 de la présente loi, spécialement les mesures de désinfection ou même de destruction des objets à l'usage des malades ou qui ont été souillés par eux, et généralement des objets quelconques pouvant servir de véhicule à la contagion ; 2° les prescriptions destinées à assurer la salubrité des maisons et de leurs dépendances, des voies privées closes ou non à leurs extrémités, des logements loués en garni et des autres agglomérations quelle qu'en soit la nature, notamment les prescriptions relatives à l'alimentation en eau potable ou à l'évacuation des matières usées. »

Comme vous le voyez, Messieurs, ce texte indique de la façon la plus formelle que le règlement sanitaire contiendra nécessairement des prescriptions relatives à la salubrité des rues privées, des habitations et des garnis. Ce règlement sanitaire, d'après le projet primitif, devait être uniquement sanctionné par l'application de l'article 471, § 15, de même que l'étaient les anciens arrêtés de police des maires là où il en était intervenu en matière d'hygiène.

Mais ce n'était pas là le seul procédé prévu par le projet du gouvernement pour assurer la salubrité des immeubles : il organisait également toute une procédure indi-

duction des plans et coupes de l'installation, en vue du contrôle à exercer pour l'observation de ces prescriptions, il ne pouvait sans excéder ses pouvoirs subordonner à une autorisation administrative le maintien des fosses de cette nature précédemment établies ;

En ce qui concerne l'article 112 :

Considérant que cet article, en déclarant le règlement sanitaire applicable à tout le territoire de la ville, a eu simplement pour but d'indiquer qu'il visait tous les immeubles à la fois publics et privés, mais n'a pas entendu décider que toutes les dispositions du règlement s'appliquaient nécessairement aux immeubles déjà construits comme aux immeubles à bâtir ; qu'ainsi, les requérants ne sont pas fondés à en demander l'annulation ;

---

viduelle ayant le même but que l'ancienne loi de 1850, mais applicable dans un beaucoup plus grand nombre de cas et devant aboutir non pas seulement à des amendes, mais aussi à l'exécution forcée des travaux destinés à faire cesser la cause d'insalubrité. En outre, la procédure imaginée était singulièrement plus rapide que celle de 1850. Après avis de la commission sanitaire, le maire pouvait prescrire certains travaux. Le propriétaire avait le droit de former un recours contre cette décision devant le juge de paix qui, s'il estimait les travaux nécessaires, impartissait un délai pour leur exécution. A l'expiration du délai, s'ils n'étaient pas entrepris, le contrevenant était poursuivi devant le Tribunal correctionnel qui prononçait l'amende et autorisait l'exécution d'office des travaux par les soins du maire et aux frais du propriétaire. La Chambre fit subir à ce projet une première transformation qui n'en altéra pas très sensiblement le caractère. Puis le texte par elle voté fut porté au Luxembourg.

La commission du Sénat, dont le rapporteur était l'éminent et regretté Dr Cornil, bouleversa l'ordre des articles, précisa et améliora certaines rédactions. Mais son texte distinguait toujours très nettement deux procédures : 1º une procédure de contravention au règlement sanitaire aboutissant à une poursuite devant le juge de simple police à qui on donne expressément le droit de prescrire l'exécution d'office des travaux nécessaires pour mettre l'immeuble en règle avec les prescriptions du règlement sanitaire; 2º et une procédure spéciale destinée à faire cesser les causes d'insalubrité non prévues au règlement sanitaire et propres à tel ou tel immeuble déterminé. Cette procédure individuelle aboutissait à la possibilité d'un débat judiciaire porté, suivant le cas, soit devant le juge de paix, soit devant le Tribunal civil auxquels pouvoir était donné d'autoriser l'exécution d'office des travaux nécessaires, sans qu'il fût besoin, comme dans le projet du gouvernement, d'aller devant le juge de la répression.

Telle était l'économie du texte qui vint en délibération au Sénat en 1897. Devant la Haute Assemblée, la discussion change de terrain. Jusqu'ici, on s'est surtout préoccupé de donner satisfaction aux besoins pressants de l'hygiène, dorénavant on va se préoccuper surtout de la défense du droit de propriété et des situations acquises. Les légistes prennent le pas sur les hygiénistes. L'un de ceux-là, M. Volland, critique très vivement les procédures rapides du texte de la commission et il dépose des amendements qui sont pris en considération. Cette prise en considération entraîne le renvoi à la commission qui refond complètement son projet pour tenir compte du vote du Sénat. Elle organise alors une procédure compliquée, celle des articles 12 et suivants sur

III. — *Sur le moyen tiré de ce que certaines prescriptions du règlement sanitaire attaqué ne rentreraient pas dans la compétence du préfet de la Seine:*

En ce qui concerne l'article 3, § 1ᵉʳ:

Considérant que le préfet de la Seine n'a fait, dans le paragraphe premier de l'article 3, que reproduire les dispositions de l'article 3 du règlement sanitaire du préfet de police, qui a fait l'objet d'un pourvoi au nom du même syndicat, sur lequel il sera statué sous le numéro 17770;

En ce qui concerne les articles 30, § 1ᵉʳ, et 37, § 6:

Considérant que si le préfet de la Seine a pu édicter les conditions de salubrité auxquelles devaient satisfaire les écuries et les sous-sols, les dispositions par lesquelles il a interdit l'habitation permanente de nuit dans ces locaux ne rentrent pas dans les mesures relatives à la salubrité des maisons et de leurs dépendances, qu'il lui appartient de prescrire par application du paragraphe 2 de l'article premier et de l'article 22 de la loi du 15 février 1902, modifiée par la loi du 7 avril 1903;

---

laquelle nous aurons à revenir, et qui rappelle celle de la loi de 1850, sauf qu'elle aboutit à des sanctions effectives. Elle profite de cette refonte pour modifier certaines dispositions sans expliquer toutefois ces modifications ni par un rapport ni par des explications en séance. Ses textes ainsi remaniés sont ensuite adoptés par le Sénat. Mais quand on les étudie avec attention, on se rend compte tout de suite qu'ils ne déterminent point de limite précise entre le champ d'application des règlements sanitaires et le champ d'application des mesures individuelles par la procédure exclusive des articles 12 et suivants. De telle sorte qu'il est impossible d'examiner utilement et en pleine connaissance de cause les dispositions des règlements sanitaires qui vous sont soumis avant d'avoir précisé les pouvoirs des municipalités en pareille matière et d'avoir recherché ce qui peut être prescrit réglementairement et ce qui, au contraire, ne peut que faire l'objet de mesures individuelles.

Il n'est pas moins indispensable d'être fixé sur les procédures édictées pour assurer le respect des règlements sanitaires. Bien entendu, les causes d'insalubrité non prévues au règlement sanitaire et propres à tel ou tel immeuble déterminé pourront toujours être supprimées, par voie de mesures individuelles et en suivant la procédure des articles 12 et suivants. Mais cette procédure, d'après le dernier texte de la commission du Sénat que est devenu la loi de 1902, ne devra-t-elle pas être suivie également quand on voudra aboutir à l'exécution d'office des mesures nécessaires pour assurer l'application des dispositions du règlement sanitaire? L'adoption des amendements Volland ou plus exactement la refonte de la loi, après leur adoption, n'a-t-elle pas eu pour conséquence une pénétration des deux procédures? Ce sont là autant de questions fort délicates qu'il faut absolument trancher dès l'abord parce qu'elles dominent tout le débat actuel et qu'il

IV. — Sur le moyen tiré de ce que certaines prescriptions du règlement sanitaire seraient en contradiction formelle avec les dispositions de la loi du 15 février 1902 (art. 11 et 19) :

En ce qui concerne l'article 19 du règlement sanitaire :

Considérant qu'aux termes de l'article 19 du règlement, aucune construction neuve ou modification de construction existante ne pourra être entreprise sans une autorisation du préfet; que les requérants soutiennent que cette disposition est contraire à l'article 11 de la loi du 15 février 1902, lequel. ne soumet à l'autorisation administrative que les constructions neuves;

Mais considérant que les expressions « toute modification de construction existante », doivent être entendues, ainsi que l'administration le reconnaît elle-même, comme visant non tout travail d'une nature quelconque, mais seulement les travaux qui affectant le gros œuvre ou l'économie des bâtiments constituent en réalité une construction neuve, rentrant dans les termes de l'article 11 de la loi;

En ce qui concerne l'article 114 :

Considérant, d'une part, que l'article 29 de la loi du 15 février 1902 se borne à édicter des pénalités contre ceux qui auront mis obstacle à l'accomplissement des devoirs des maires et des membres délégués des commissions sanitaires;

---

importe de dégager quelques idées nettes, quelques principes généraux dont il faudra s'inspirer pour le jugement de tous les recours dont vous allez être saisis contre des règlements sanitaires.

III. — Dans l'ordre logique, la première question qui se pose, en ce qui concerne les dispositions destinées à assurer la salubrité des rues privées, des maisons et de leurs dépendances, est celle de savoir si le règlement sanitaire peut ou non disposer pour le passé ou, plus exactement, s'il peut contenir des dispositions applicables aux rues privées et aux maisons existantes ou si, au contraire, il ne peut disposer que pour les voies à établir et les immeubles à construire.

Les auteurs des recours que vous allez avoir à examiner aujourd'hui se prononcent très énergiquement dans ce dernier sens. Il n'est pas possible, disent-ils, que les règlements sanitaires puissent viser les constructions existantes, sans quoi ils violeraient le grand principe de la non-rétroactivité des lois. Jamais, d'ailleurs, jusqu'ici, la jurisprudence n'a admis la possibilité d'imposer des prescriptions de police aux immeubles existants et la loi nouvelle n'a point entendu innover à cet égard. La lecture, non du seul article premier, mais de son ensemble, prouve, ajoute-t-on, surabondamment, qu'on ne peut disposer par voie réglementaire qu'en ce qui concerne les immeubles à bâtir. Pour les

Considérant, d'autre part, que l'article 19 de la loi dispose par son paragraphe premier, que le préfet pourra créer un service d'inspection et par son paragraphe 2, que dans toute ville de plus de 20.000 âmes il sera établi un service municipal chargé, sous l'autorité du maire, de l'application des dispositions de la loi;

Considérant que, de ces articles, il résulte qu'en dehors des agents tenant leurs pouvoirs de la législation générale, la loi du 15 février 1902 sur la santé publique ne prévoit, comme agents chargés de veiller à son application, que les maires, les membres du service municipal organisé sous leur autorité, les membres du service d'inspection créé par le préfet et les membres délégués des commissions sanitaires; que, dès lors, l'article 114 du règlement, en conférant à tout agent mandaté par l'autorité municipale le droit de faire des visites et enquêtes pour l'exécution de la loi, a violé les dispositions combinées des articles 19 et 29 de la loi du 15 février 1902;

Décide:

Article premier. — Sont annulés:

l'article 10 du règlement sanitaire, en tant qu'il exige, pour les voies privées, l'emploi de matériaux équivalents à ceux des voies publiques;

l'article 14, dans celle de ses dispositions par laquelle il inter-

---

autres, il n'y a place qu'à des mesures individuelles, en cas d'insolvabilité, d'après une procédure analogue à celle de l'ancienne loi de 1850. Il existe, en effet, dans la loi nouvelle tout un chapitre relatif aux mesures sanitaires relatives aux immeubles. Dans ce chapitre, il n'y a qu'un article qui vise les maisons à bâtir, c'est l'article 11 qui impose dans les communes de plus de 20.000 habitants, l'obligation, pour ceux qui veulent construire une maison neuve, d'obtenir une permission de bâtir et qui indique que cette permission ne sera accordée qu'aux projets remplissant les conditions de salubrité prescrites par le règlement sanitaire. Toutes les autres dispositions de ce chapitre concernent la procédure à suivre pour faire disparaître les causes d'insalubrité des maisons existantes. Or, aucun de ces textes ne fait plus la moindre allusion au règlement sanitaire. C'est donc, conclut-on, que le législateur a édicté deux régimes absolument distincts pour les deux catégories d'immeubles : le régime réglementaire pour les seuls immeubles à construire, et le régime des mesures et des procédures individuelles pour les immeubles déjà construits.

Cette conception du régime général de la loi ne saurait, suivant nous, être adoptée et cela pour beaucoup de raisons. Tout d'abord, il n'est pas exact que la jurisprudence antérieure à la loi de 1902 n'admettait pas l'application aux immeubles existants de mesures de police prescrites dans l'intérêt de l'hygiène publique; elle limitait seulement le droit d'édicter de semblables mesures au cas où elles ne portaient pas atteinte à « l'éco-

dit absolument tout dépôt de «gravois» dans les terrains en bordure des voies publiques ;

l'article 21, qui étend aux voies publiques et privées de toute nature les prescriptions du décret du 13 août 1902 ;

les articles 30, § 1er, et 37, § 6, qui interdisent l'habitation permanente de nuit dans les sous-sols et dans les écuries ;

l'article 60, § 2, qui interdit l'installation de tous cabinets d'aisances et urinoirs à un niveau inférieur à celui du sol de la rue vers laquelle se fait l'écoulement;

l'article 114, qui défend de s'opposer aux enquêtes et visites de tous agents de l'administration dûment mandatés.

---

nomie » de ces immeubles. De telle sorte que, si on acceptait l'interprétation proposée par les requérants, bien loin d'étendre les pouvoirs de l'administration, la loi nouvelle les aurait encore limités et nous verrons bientôt que tel n'a certes pas été leur but.

Au surplus, faire intervenir, d'une façon absolue et en quelque sorte automatique, le principe de la non-rétroactivité en matière de lois de police et spécialement de lois sur la salubrité, c'est nier la possibilité de légiférer utilement en pareille matière. L'insalubrité étant un état chronique, qui se répète sans cesse, les lois et les règlements qui en prescrivent la disparition ne violent aucunement le principe de la non-rétroactivité et l'on ne saurait admettre qu'on puisse acquérir des droits inviolables à l'infection de ses concitoyens. Tout, en pareille matière, doit, comme nous le verrons, être une question de mesure.

Enfin, le texte de la loi de 1902 et les travaux préparatoires impliquent de la façon la plus certaine que les règlements sanitaires doivent viser, nous ne disons pas au même titre, ni dans les mêmes conditions, mais doivent viser obligatoirement aussi bien les immeubles existants que les immeubles à construire. Le texte de l'article premier tout d'abord est aussi général que possible. Le règlement sanitaire doit déterminer « les prescriptions destinées à assurer la salubrité des maisons et de leurs dépendances », — des maisons, c'est-à-dire de toutes les maisons, construites ou à construire. C'est ce qu'on a dit et c'est bien aussi ce qu'on a voulu dire. L'exposé des motifs joint au projet initial du gouvernement, après avoir indiqué les prescriptions essentielles que devrait contenir le règlement sanitaire pour les constructions à venir, ajoutait ceci : « Il conviendra également de comprendre dans le règlement les conditions indispensables pour l'assainissement des maisons déjà construites. »

Enfin, le rapporteur de la loi au Sénat, M. Cornil, tout en reconnaissant que les immeubles existants seraient soumis au régime des mesures individuelles et de la procédure des articles 12 et suivants, indiquait que pourtant ils devraient faire l'objet de quelques dispositions du règlement sanitaire.

Donc, pas de doute, le règlement sanitaire peut et doit contenir certaines prescriptions relatives à la salubrité et à l'hygiène des maisons existantes. Quelle sorte de prescriptions pourront ainsi prendre place dans le règlement sanitaire? Quelle sera la limite des pouvoirs des maires, quant aux maisons déjà bâties? C'est ce que nous aurons à rechercher tout à l'heure.

IV. — Mais avant de nous poser cette question, il en est une autre qu'il faut examiner préalablement, parce qu'elle la domine, c'est celle de savoir quelles sont les sanctions des prescriptions des règlements sanitaires. Et l'on conçoit qu'il importe d'être fixé dès l'abord sur ce point; car, bien évidemment, la gravité et la nature de ces sanctions, comme aussi le plus ou moins de garantie que donneront aux droits privés

Art. 2. — Sont annulés, en tant qu'ils s'appliquent aux immeubles déjà construits avant la publication du règlement :

les articles 23, 24, 25, 26, relatifs à l'aération et l'éclairage des pièces des habitations sur les voies privées, cours et courettes ;

l'article 54, § 1er, relatif à l'éclairage et l'aérage directs des cabinets d'aisances.

Art. 3. — Est annulé l'article 94, §§ 3 et 4, en tant qu'il soumet à l'autorisation administrative le maintien des fosses fixes destinées à l'écoulement des eaux pluviales et ménagères, dans le cas prévu par le paragraphe premier dudit article.

Art. 4. — Le surplus des conclusions du sieur Marc est rejeté.

Art. 5. — Expédition de la présente décision sera transmise au ministre de l'intérieur.

Délibéré dans la séance du 30 mai 1908, où siégeaient M. Chante-Grellet, président de la section du contentieux, président ; MM. Mayniel, Herbette, de Villeneuve, L. Legrand, Vel-Durand, Flourens, Gentil, Blanc, Jagerschmidt, Varagnac, Baudenet, Bruman, Romieu et Arrivière, conseillers d'État.

Lu en séance publique, le 5 juin 1908.

---

les procédures aboutissant à ces sanctions, sont de nature à influer singulièrement sur l'appréciation des mesures que vous jugerez susceptibles d'être insérées dans un règlement sanitaire.

Avant la loi du 15 février 1902, il fallait distinguer, comme nous l'avons vu, entre les sanctions des règlements de police des maires en matière de salubrité et les sanctions des décisions intervenues pour prescrire certains travaux d'assainissement ou prohiber l'habitation par application de la loi de 1850 sur les logements insalubres. Sans doute, la jurisprudence était fort restrictive des pouvoirs des maires, mais, dans les cas exceptionnels où elle leur permettait d'ordonner, dans l'intérêt de la salubrité, l'exécution de certains travaux, elle admettait que le juge de la répression, le juge de paix compétent pour prononcer la peine de l'article 471, § 15, du Code pénal, en cas de contravention, avait également compétence pour autoriser l'administration à faire exécuter les travaux prescrits aux frais des contrevenants. Nous vous rappellerons les termes d'un arrêt de la Chambre criminelle de la Cour de cassation en date du 15 juillet 1864, qui formule de la manière la plus nette cette jurisprudence : « Attendu, porte cet arrêt, qu'en autorisant l'administration à faire à sa diligence et aux frais de la demanderesse les travaux prescrits par le règlement, à défaut par elle d'y procéder dans le mois à partir de la signification du jugement, le Tribunal de police a donné à la condamnation qu'il a prononcée la seule sanction qui puisse en assurer l'exécution. » (Cass., crim., 15 juillet 1864 : *Bull.* 64, p. 332. — Voy. égal. Cass. crim., 23 juillet 1898 ; *Bull.* 271, p. 488.)

Cette jurisprudence ne présentait pas de grands inconvénients, étant données les limites

II

Le Conseil d'État, statuant au contentieux,

Sur le rapport de la section du contentieux ;

Vu la requête sommaire et le mémoire ampliatif présentés pour le sieur Gavignot, propriétaire, à Paris, agissant tant en son nom personnel que comme délégué de la chambre syndicale des propriétés immobilières de la ville de Paris, association déclarée conformément à la loi du 1ᵉʳ juillet 1901, ladite requête et ledit mémoire enregistrés au secrétariat du contentieux du Conseil d'État les 21 septembre 1904 et 9 juin 1905 et tendant à ce qu'il plaise au Conseil annuler, dans les parties qui lui font grief, les articles 1 à 4, 8, 10, 15, 16, 20 et 21 du règlement sanitaire pris par le préfet de police à la date du 22 juin 1904, en exécution de l'article premier de la loi du 15 février 1902 ;

Ce faire, attendu que les articles premier et 23 de la loi du 15 février 1902, modifiée par la loi du 7 avril 1903, en conférant au préfet de police la surveillance au point de vue sanitaire des logements loués en garni, ont entendu lui attribuer le droit de rechercher si les garnis présentaient bien toutes les conditions d'hy-

---

singulièrement étroites que la Cour suprême avait assignées à l'activité des autorités municipales en matière d'hygiène publique. Mais on se rend compte de la gravité qu'aurait le maintien d'une procédure aussi expéditive avec l'ampleur que l'on entend donner à la police de la salubrité sous le régime de la loi de 1902 et des règlements sanitaires obligatoires et généraux. On voit tout de suite combien il serait indispensable de passer au crible, avec l'attention la plus rigoureuse, toutes les dispositions des règlements sanitaires, s'il dépendait de la seule décision du Tribunal de simple police, c'est-à-dire d'un juge de paix saisi d'une contravention à un règlement municipal, de prescrire obligatoirement et automatiquement des travaux pouvant s'élever à des sommes considérables.

En est-il ainsi ? C'est ce qu'il est absolument indispensable de rechercher avant d'aller plus loin. On pourrait être tenté *a priori* de le soutenir en observant que l'article 27, § 1ᵉʳ, de la loi de 1902 sanctionne la violation des règlements sanitaires, comme celle des règlements de police ordinaires, par l'application de l'article 471, § 15, du Code pénal et on pourrait penser que l'autorité judiciaire appliquera *de plano* la jurisprudence ancienne résultant des arrêts que nous venons de relater et qui s'imposait sous l'empire de l'ancienne législation. On pourrait enfin être impressionné dans ce sens par les termes très généraux d'un arrêt tout récent de la Chambre criminelle du 1ᵉʳ février 1908 intervenu à l'occasion d'une contravention aux prescriptions du règlement sanitaire de la ville du Havre. Le Tribunal de simple police avait relaxé le contrevenant en alléguant que les contraventions aux règlements sanitaires de la loi du 15 février 1902 ne pouvaient donner lieu aux poursuites de l'article 471, § 15, qu'après l'application de toute la

giène et de salubrité désirables, et d'obliger, au cas contraire, les propriétaires à faire les modifications et réparations nécessaires pour y parvenir, mais non d'aggraver la loi en en dépassant le but, de spécifier les travaux à exécuter et d'imposer des moyens exclusivement obligatoires alors qu'il peut exister d'autres moyens aussi efficaces d'assurer la salubrité dans ces immeubles, que les mesures générales prescrites par les articles 1 à 4 n'intéressent par la circulation sur la voie publique et ne rentrent pas dans la compétence du préfet de police, et que la désinfection des détritus des fouilles n'est pas nécessaire ; qu'en ce qui concerne les garnis actuellement existants, le préfet ne pouvait prescrire l'emploi de matériaux et d'enduits imperméables, la peinture des corridors, paliers et autres locaux, ni la fermeture automatique des cabinets d'aisances avec un siphon obturateur (art. 8, 10, 15 et 16) ; qu'en ce qui concerne les garnis à établir dans les immeubles déjà existants, le préfet ne pouvait exiger un cube d'air déterminé d'après le nombre des locataires, ni imposer l'usage exclusif de la chasse d'eau pour l'évacuation des matières des cabinets d'aisances (art. 20 et 21) ; que pour les garnis dans les immeubles à construire (art. 22 et 23), les conditions exigées sont exagérées ;

Vu l'ordonnance attaquée du préfet de police portant règlement sanitaire, en date du 22 juin 1904 ;

Vu les observations présentées par le ministre de l'intérieur, en

---

procédure organisée par les articles 12 et suivants et la Cour de cassation a rendu son jugement dans les termes suivants : « Attendu... qu'il s'agissait, dans l'espèce, d'une » infraction à l'une des prescriptions du règlement sanitaire du Havre, qui a été prise » conformément à l'article premier de la loi de 1902 ; que la poursuite de la dite contra- » vention n'était point, dès lors, subordonnée à l'accomplissement des formalités exigées » par l'article 12. » On pourrait être tenté de déduire de la généralité de ces motifs que la Cour de cassation, nonobstant la longue procédure organisée par les articles 12 et suivants pour assurer l'exécution d'office des travaux jugés nécessaires, a néanmoins reconnu au profit du Tribunal de simple police, saisi d'une contravention, le droit d'autoriser cette exécution d'office.

Nous croyons, quant à nous, que cet arrêt n'a pas une semblable portée et que l'ancienne jurisprudence des arrêts de 1864 et 1898 ci-dessus rappelés ne peut plus recevoir son application sous l'empire de la loi de 1902. Voici, après mûre réflexion, comment cette loi, quelque peu obscure en ce qui concerne les sanctions que comportent les violations des règlements sanitaires, nous paraît devoir être interprétée. Voici, en d'autres termes, comment l'idée d'un règlement sanitaire comportant des dispositions exécutoires par elles-mêmes et sanctionnées par l'article 471, § 15, du Code pénal nous paraît devoir se concilier avec la procédure organisée pour l'exécution matérielle de ces mêmes dispositions par les articles 12 et suivants.

Nous faisons actuellement, bien entendu, abstraction de l'utilisation de cette procédure

réponse à la communication qui lui a été donnée du pourvoi, lesdites observations enregistrées, comme ci-dessus les 14 juin et 5 juillet 1906 et tendant au rejet du pourvoi, par les motifs que les prescriptions incriminées répondent aux obligations qui résultent pour les municipalités de la loi du 15 février 1902 et concilient dans la plus large mesure au point de vue technique les intérêts publics et privés en cause;

Vu les observations du préfet de police annexées aux observations susvisées du ministre de l'intérieur et auxquelles le ministre déclare se référer;

Vu le mémoire en réplique présenté pour le sieur Gavignot, ledit mémoire enregistré comme ci-dessus le 5 janvier 1907, par lequel il déclare persister dans ses conclusions par les motifs précé-

---

pour l'exécution de mesures d'assainissement individuelles, non prévues par le règlement sanitaire et pour lesquelles la seule sanction possible est l'application exclusive des articles 12 et suivants. Nous ne nous occupons que des sanctions des prescriptions hygiéniques figurant au règlement sanitaire. Pour sanctionner ces prescriptions, il faut, croyons-nous, considérer que le législateur a organisé deux voies de coercition distinctes, deux procédures parallèles, conduisant à des résultats différents : 1° une procédure pénale aboutissant au prononcé d'amendes ; 2° et une procédure d'exécution d'office qui n'est pas propre aux travaux nécessaires pour faire cesser la contravention au règlement sanitaire, mais qui est la même que celle prescrite pour sanctionner les mesures individuelles.

Donc, deux catégories de sanctions, des pénalités et des procédés de coercition. Reprenons-les rapidement.

A. *Pénalités*. — Ces pénalités consistent en amendes. Elles sont édictées les unes et les autres par l'article 27 de la loi de 1902. Il y a tout d'abord une amende de 16 à 500 francs prévue par le paragraphe 2 de cet article à l'encontre de quiconque construira une habitation sans la permission du maire là où cette permission sera obligatoire. Il y a, en second lieu, l'amende de l'article 471, § 15, du Code pénal qui, aux termes du paragraphe premier du même article, est encourue en cas de violation des articles 5, 6, 7, 8 et 14 de la loi et en cas de manquement à l'une quelconque des prescriptions d'un règlement sanitaire. Cette amende est prononcée par le Tribunal de simple police. Ce Tribunal, quand il est ainsi saisi directement d'un procès-verbal de contravention, n'a pas à se préoccuper de la question de l'exécution d'office, laquelle, en pareille occurrence, — du moins momentanément — lui échappe complètement. Mais, par contre, dès qu'il est saisi en cette forme, il prononce *hic et nunc* la pénalité contraventionnelle, s'il juge légale la mesure réglementaire à laquelle il a été contrevenu et sans avoir aucunement à attendre l'accomplissement des formalités et de la longue procédure des articles 12 à 15.

C'est là, à notre avis, tout ce qu'a voulu dire et tout ce qu'a dit l'arrêt de la Chambre criminelle du 1er février 1908. Cette thèse de droit ainsi limitée est absolument inattaquable, étant donnés les termes de l'article 27, étant donné aussi que le Tribunal de simple police, en pareil cas, n'a pas à rechercher si, oui ou non, l'administration entend recourir par la suite à une procédure de coercition et imposer l'exécution des travaux nécessaires pour satisfaire aux prescriptions du règlement sanitaire.

B. *Moyens de coercition*. — Mais, quand l'administration estime cette procédure purement pénale insuffisante, quand elle veut obtenir la cessation de la contravention,

demment exposés et insiste sur ce que les chasses d'eau dans les cabinets d'aisance sont incompatibles avec le système des fosses qui subsiste partout où le tout à l'égout n'est pas appliqué;

Vu les autres pièces produites et jointes au dossier;

Vu la loi du 15 février 1902 modifiée par la loi du 7 avril 1903;

Vu l'arrêté des Consuls du 12 messidor an VIII et le décret du 10 octobre 1859;

Vu la loi des 7-14 octobre 1790 et la loi du 24 mai 1872;

Ouï M. Romieu, conseiller d'État, en son rapport;

Ouï Mᵉ Talamon, avocat du sieur Gavignot, agissant tant en son nom que comme délégué de la chambre syndicale des propriétés immobilières de la ville de Paris, en ses observations;

Ouï M. Teissier, maître des requêtes, commissaire du gouvernement, en ses conclusions;

I. — *Sur les conclusions relatives aux dispositions générales* (*art. 1, 2, 3 et 4*) :

Considérant que les mesures édictées sont destinées à assurer la salubrité de la voie publique; qu'à ce titre elles rentrent dans les attributions du préfet de police, telles qu'elles sont définies par l'arrêté des Consuls du 12 messidor an VIII et le décret du 10 oc-

---

quand elle entend faire disparaître la cause d'insalubrité, imposer l'exécution de telle ou telle réparation exigée par l'hygiène et le règlement sanitaire, ou encore faire prononcer l'interdiction d'habiter, elle doit nécessairement procéder dorénavant dans les formes prescrites par les articles 12 et suivants, tout comme dans le cas où elle veut faire cesser une cause d'insalubrité non prévue au règlement sanitaire. C'est en ce sens qu'on peut dire qu'il y a maintenant une procédure commune pour la sanction des prescriptions du règlement sanitaire et pour l'exécution des mesures individuelles non ordonnées par ce règlement.

Donc, quand l'inobservation d'une disposition d'un règlement sanitaire aura été constatée par un procès-verbal et qu'il paraîtra expédient de faire cesser la cause d'insalubrité ou d'interdire l'habitation, le maire rédigera un rapport dont les intéressés pourront prendre communication. Ce rapport sera ensuite soumis à l'examen de la commission sanitaire prévue à l'article 20. Cette commission statuera après avoir entendu les intéressés, s'ils le demandent. Si cette commission sanitaire n'admet pas les propositions du maire, le préfet saisira le conseil départemental d'hygiène. L'avis de la commission sanitaire ou du conseil départemental d'hygiène fixera le délai dans lequel les travaux devront être exécutés ou dans lequel l'immeuble cessera d'être habité en tout ou en partie. Après quoi, le maire prendra un arrêté ordonnant les travaux nécessaires ou portant interdiction d'habiter et il mettra le propriétaire en demeure de s'y conformer dans le délai fixé. Mais ce dernier, comme pour les délibérations du conseil municipal sous le régime de la loi de 1850, aura le droit de se pourvoir devant le conseil de pré-

tobre 1859 ; que, spécialement, en prescrivant que les terres et détritus provenant des fouilles seraient désinfectés, s'il y a lieu, avant d'être transportés sur la voie publique, le préfet de police n'a pas excédé les pouvoirs qu'il tient des dispositions précitées ;

II. — *Sur les conclusions relatives aux logements en garni :*

Considérant que le législateur en mentionnant spécialement dans le paragraphe 2 de l'article premier de la loi du 15 février 1902 les logements en garni, a entendu conférer à l'autorité municipale pour ce genre d'habitation, des pouvoirs particulièrement étendus ; mais que ces pouvoirs ne sont pas illimités et doivent se concilier avec le respect dû au droit de propriété et à la liberté de l'industrie ; qu'ainsi c'est avec raison que le préfet de police a édicté des mesures différentes suivant qu'il s'agit de garnis existants, de garnis à établir dans des immeubles déjà construits, ou de garnis à établir dans des immeubles à construire postérieurement à la publication du règlement ; qu'il y a lieu d'examiner isolément les prescriptions afférentes à chacune de ces catégories ;

En ce qui concerne les prescriptions édictées pour les garnis actuellement existants (art. 8, 10, 15 et 16) :

Considérant qu'en exigeant que le sol des chambres et les conduites soient imperméables, le préfet a entendu seulement qu'ils devraient présenter un caractère d'étanchéité suffisant ; que, de

---

fecture, puis devant le Conseil d'État. Si l'arrêté du maire n'a pas été attaqué ou s'il a été maintenu par les juridictions administratives compétentes, le propriétaire devra obtempérer dans le délai imparti. S'il ne le fait pas, si les travaux ne sont pas exécutés en temps voulu, il sera traduit devant le Tribunal de simple police, qui, comme dans le cas de procédure pénale directe, prononcera la peine de l'article 471, § 15, mais qui, en outre, autorisera le maire à faire exécuter les travaux d'office ; s'il s'agit de poursuivre l'interdiction d'habiter, il autorisera à faire expulser les habitants de l'immeuble.

Mais alors, à la différence de ce qui existe quand il est directement saisi par la voie répressive, en vertu de l'article 27, le Tribunal de simple police n'a plus à discuter la légalité des mesures définitivement et irrévocablement ordonnées par la juridiction administrative.

La substitution obligatoire, quand l'administration veut faire exécuter d'office des travaux, de la longue procédure que nous venons de résumer à la procédure anciennement admise pour assurer l'exécution d'office des mesures sanitaires prescrites par des arrêtés de police des maires, résulte pour nous, avec la dernière évidence, de la prise en considération des amendements déposés au Sénat par M. VOLLAND et de la refonte de la loi en vue de tenir compte de ses critiques. Elle résulte de la disparition, dans la

même, la disposition d'après laquelle les peintures des corridors, paliers, escaliers et cabinets d'aisances devront être de ton clair, n'a d'autre but que de permettre d'en contrôler facilement la propreté; que dans ces conditions, ces prescriptions comme celles par lesquelles le préfet a ordonné que les peintures des chambres seraient lessivées ou renouvelées au besoin tous les ans et que les cabinets d'aisances seraient munis d'une fermeture automatique et au besoin d'un siphon obturateur, rentrent dans l'exercice des pouvoirs qu'il tient des lois du 15 février 1902 et du 7 avril 1903, à l'effet d'assurer la salubrité des logements actuellement loués en garni;

En ce qui concerne les prescriptions édictées pour les garnis à établir dans les immeubles déjà construits (art. 20 et 21) :

Considérant qu'en imposant pour chaque pièce (art. 20), l'obligation d'un mode d'aération permanent et en déterminant le cube d'air minimum par nombre de locataires, le préfet, par les dispo-

---

disposition, qui est devenue l'article 27, du paragraphe qui donnait au juge de simple police saisi d'un procès-verbal de contravention, la mission expresse d'ordonner, après avoir prononcé l'amende de l'article 471, § 15, du Code pénal, l'exécution d'office des travaux nécessaires. Elle est enfin confirmée par le paragraphe final de l'article 11 de la loi de 1902 qui prescrit l'application de la procédure que nous venons d'exposer, même dans le cas où il s'agira de contravention aux dispositions de règlement sanitaire relatives aux immeubles à construire, et ce dans les termes suivants : « Si l'autorisation » n'a pas été demandée ou si les prescriptions du règlement sanitaire n'ont pas été » observées, il est dressé procès-verbal. En cas d'inexécution de ces prescriptions, il est » procédé, conformément aux dispositions de l'article suivant ». Il est bien évident que ce texte n'a de sens raisonnable que si notre thèse est exacte.

A la vérité, la substitution obligatoire de la procédure des articles 10 et suivants à la procédure sommaire et rapide admise anciennement, en cas de violation d'un arrêté de police, aura pour effet de rendre assez lente l'exécution d'office des mesures prescrites par le règlement sanitaire. Mais cette conséquence a été très bien indiquée devant le Sénat par M. Cordelet qui la critiquait, et, néanmoins, la Haute Assemblée a pris en considération les amendements Volland pour bien manifester son intention, au moment où elle augmentait en étendue les pouvoirs sanitaires de l'administration, d'octroyer par contre aux citoyens la garantie d'une procédure approfondie assurant une protection extrêmement effective des droits individuels.

Au surplus, l'administration ne sera nullement désarmée et, si des mesures s'imposent à bref délai dans l'intérêt pressant de l'hygiène publique, elle usera du droit qui lui est attribué par l'article 3 de la loi de 1902, aux termes duquel : « En cas d'urgence, c'est- » à-dire en cas d'épidémie ou d'un autre danger imminent pour la santé publique, le » préfet peut ordonner l'exécution immédiate, tous droits réservés, des mesures prescrites » par les règlements sanitaires prévus par l'article premier ».

On peut donc dire que, sous l'empire de la loi nouvelle, en ce qui concerne les travaux nécessaires pour se mettre en règle avec les règlements sanitaires, les particuliers auront les garanties les plus sérieuses d'examens multiples par des autorités et

sitions qu'il a édictées, n'a pas excédé les pouvoirs qui lui ont été conférés par la loi, pour la réglementation des garnis dans l'intérêt de la santé publique ;

Mais, considérant que le préfet n'a pu, sans excéder la limite de ses pouvoirs, imposer pour l'évacuation des matières des cabinets d'aisances, l'usage exclusif de la chasse d'eau dans tous les immeubles déjà construits, où des garnis viendraient à être établis (art. 21) ; que le système de la « chasse d'eau » qui comporte, en effet, un mode spécial de vidanges peut entraîner des modifications importantes dans l'aménagement de l'immeuble, et que l'établissement d'un garni dans un immeuble déjà construit n'entraîne pas une pareille transformation ;

En ce qui concerne les prescriptions édictées pour les garnis à établir dans les immeubles non encore construits à la date de la publication du règlement (art. 22 et 23) :

Considérant, d'une part, que les conditions imposées par l'article 22 au point de vue du cube d'air, ne sont pas excessives ;

---

des juridictions qui empêcheront tout arbitraire et toute exécution forcée inutile ou frustratoire. Il en résulte que les prescriptions des règlements sanitaires, même un peu rigoureuses, même un peu minutieuses, sont moins dangereuses que si elles avaient abouti à une exécution forcée et automatique ordonnée suivant une procédure ultra-sommaire et rapide, par le Tribunal de police. (Voir *le Commentaire de la loi*, de M. le sénateur STRAUSS, p. 137, 214, 216, 344, et 472.)

Il ne faut pas, néanmoins, méconnaître que les citoyens ont le plus grand intérêt à faire trancher, par la voie de recours pour excès de pouvoir, la question de la légalité des dispositions douteuses des règlements sanitaires, et cela pour beaucoup de raisons.

En premier lieu, ils ont intérêt à ne pas demeurer indéfiniment dans l'incertitude sur ce qu'ils doivent et peuvent faire dans leurs maisons. En second lieu, alors même qu'avec la procédure ci-dessus, ils n'auraient pas à craindre de se voir imposer inconsidérément l'exécution d'office des travaux nécessaires pour satisfaire au règlement sanitaire, il ne faut pas oublier qu'ils peuvent toujours se voir dresser procès-verbal et qu'ils peuvent encourir une poursuite directe devant le Tribunal de simple police (art. 27). En troisième lieu, ils ont intérêt à voir supprimer du règlement sanitaire des prescriptions de nature à influer sur l'opinion des autorités et des juridictions chargées d'intervenir dans la procédure organisée par les articles 12 à 15. Enfin, ces dispositions, aux termes de l'article 3 précité, par cela seul qu'elles figurent dans le règlement sanitaire, le préfet peut en ordonner l'exécution immédiate en cas d'urgence, et cela sans discussion d'aucune sorte.

Donc, abstraction faite de toute idée doctrinale ou jurisprudentielle sur la question des sanctions, qui sera tranchée souverainement par la Cour de cassation, il nous faut rechercher les limites des pouvoirs municipaux, en matière de règlements sanitaires applicables à l'ensemble des immeubles présents et futurs de la commune.

V. — D'après les requérants, la loi de 1902 n'aurait point étendu, en ce qui concerne leurs attributions afférentes à la police de la salubrité, les pouvoirs que les maires

Considérant, d'autre part, que l'article 23 se borne à rappeler que les immeubles à construire sont soumis aux dispositions du décret du 13 août 1902 et du règlement sanitaire édicté le 22 juin 1904 par le préfet de la Seine;

Décide :

ARTICLE PREMIER. — L'article 21 du règlement sanitaire du préfet de police en date du 22 juin 1904 est annulé dans celle de ses dispositions par laquelle il impose pour tous les garnis à établir dans des immeubles déjà construits l'usage exclusif de « chasses d'eau », en vue de l'évacuation des matières des cabinets d'aisances.

ART. 2. — Le surplus des conclusions du pourvoi du sieur Gavignot est rejeté.

ART. 3 — Expédition de la présente décision sera transmise au ministre de l'intérieur.

Délibéré dans la séance du 30 mai 1908, où siégeaient M. Chante-Grellet, président de la section du contentieux, président; MM. Mayniel, Herbette, de Villeneuve, L. Legrand, Vel-Durand, Flourens, Gentil, Blanc, Jagerschmidt, Varagnac, Baudenet, Braman, Romieu et Arrivière, conseillers d'État.

Lu en séance publique, le 5 juin 1908.

---

tenaient de l'ancienne législation municipale. La loi, disent-ils, s'est bornée à rendre obligatoires les règlements sanitaires; il doit en être pris dans chaque commune. Mais ces règlements ne peuvent pas édicter des prescriptions autres que celles dont la jurisprudence du Conseil d'État et de la Cour de cassation admettaient la légalité quand elles se rencontraient dans des arrêtés de police, de telle sorte que toutes les dispositions des règlements sanitaires qui auraient été considérées comme nulles sous l'empire de l'ancienne législation devraient être impitoyablement annulées par vous.

Cette thèse ne saurait être admise. Elle est trop manifestement contraire aux intentions les plus certaines des auteurs de la loi de 1902. L'exposé des motifs du projet du gouvernement en 1891 indiquait très nettement le double but poursuivi : c'était tout d'abord de donner une sanction plus efficace aux pouvoirs de police qui appartenaient aux maires et aux préfets, c'était aussi et surtout de mettre fin aux « difficultés résultant d'une » interprétation trop étroite des articles 91, 97 et 99 de la loi du 5 avril 1884.... » Tous les rapports rédigés sur les divers états de notre loi entre 1891 et 1902, toutes les discussions devant les Chambres prouvent surabondamment que le Parlement a voulu condamner la jurisprudence restrictive de la Cour de cassation et du Conseil d'État, donner à l'administration des pouvoirs plus larges qu'auparavant et notamment permettre aux maires de prescrire, dans les règlements sanitaires, telle ou telle mesure d'assainissement déterminée de préférence à telle autre, si cela paraissait vraiment utile dans l'intérêt de l'hygiène publique.

Est-ce à dire que les maires vont se trouver investis, en matière de police sanitaire,

III

Le Conseil d'État, statuant au contentieux,

Sur le rapport de la section du contentieux ;

Vu la requête sommaire et le mémoire ampliatif présentés pour le sieur Verny, propriétaire à Paris et gérant de l'hôtel de l'Union et des Postes, agissant tant en son nom personnel que comme président de la chambre syndicale des hôteliers de Paris, ladite requête et ledit mémoire enregistrés au secrétariat du contentieux du Conseil d'État, les 14 août 1905 et 18 janvier 1906 et tendant à ce qu'il plaise au Conseil annuler, pour excès de pouvoirs, dans celles de leurs dispositions qui lui font grief, les articles 4, 11, 12, 13, 19, 21, 25, 26, 27 et 29 de l'ordonnance du préfet de police en date du 1er juillet 1905 portant réglementation des logements en garni à Paris et dans les communes du département de la Seine ;

Ce faire, attendu que les pouvoirs conférés à l'autorité municipale pour la réglementation des logements en garni ne sont pas illimités, et n'ont pas été augmentés par les lois du 15 février 1902 et du 7 avril 1903 lesquelles n'ont fait que rendre obligatoire la confection d'un règlement sanitaire, que ces pouvoirs sont limités par le respect dû au droit de propriété et à la liberté de l'industrie ;

---

de pouvoirs absolument arbitraires et qu'ils pourront librement insérer dans leurs règlements les dispositions les plus fantaisistes et les plus attentatoires au droit de propriété ? En aucune façon, et le juge, aussi bien celui de la répression que celui des excès de pouvoirs, aura à rechercher si les maires n'ont pas fait de leurs attributions réglementaires un usage abusif et condamnable. C'est qu'en effet, si le législateur a entendu augmenter les pouvoirs de police des maires en matière de règlement sanitaire, il n'a pas du moins voulu que ces pouvoirs fussent sans limites. « Les pouvoirs conférés aux » maires en matière d'hygiène, disait M. Cousin dans son rapport au Sénat, sont limités » par l'obligation de respecter les principes du droit public, c'est-à-dire la liberté indi- » viduelle, la liberté du commerce, de l'industrie et de la propriété. »

Vous aurez donc à rechercher si les maires n'ont pas fait un usage abusif des pouvoirs à eux dévolus dans l'intérêt de la santé publique et si les dispositions des règlements sanitaires ne sont pas contraires à quelque principe de droit public ou à quelque droit privé particulièrement respectable. Fréquemment, cette recherche sera chose difficile et nécessitera un dosage méticuleux des sacrifices qu'on peut demander aux droits indi- viduels et spécialement à la propriété, dans l'intérêt de l'hygiène bien entendu, de la collectivité. Ce dosage fort délicat, il va de soi que vous le ferez beaucoup plus large- ment dans le sens de l'étendue des droits de l'administration, en ce qui concerne les

qu'en conséquence le préfet de police n'a pu (art. 4) interdire aux logeurs d'ouvrir leur établissement avant d'avoir reçu récipissé de la déclaration à laquelle ils sont tenus, ni décider (art. 29) que le récépissé pourrait être retiré en cas de non exécution des prescriptions de l'ordonnance ; **qu'il n'a pu imposer aux hôteliers des travaux spécialisés**, des moyens exclusivement obligatoires, alors qu'il existe d'autres procédés également efficaces pour assurer la salubrité ; qu'à ce point de vue sont abusives et illégales les dispositions prescrivant de rendre le sol des locaux imperméable, de renouveler annuellement la peinture des chambres, d'enduire les murs, cloisons et plafonds de plâtre, de pourvoir chaque pièce d'une cheminée ou de tout autre moyen d'aération (art. 12 et 13), exigeant qu'il y ait au moins un cabinet d'aisances pour 20 personnes (art. 19), que les peintures des corridors, paliers, escaliers et cabinets d'aisances soient de tons clairs (art. 21), fixant le minimum de cube d'air des pièces dans des conditions d'une sévérité inutile et excessive (art. 11, 25 et 27), imposant pour les cabinets d'aisances le système de la chasse d'eau qui n'est pas nécessaire pour obtenir le lavage complet et l'entraînement des matières ; qu'enfin plusieurs de ces prescriptions sont entachées d'un vice spécial, en ce qu'elles ont un caractère rétroactif et s'appliquent aux garnis existants (art. 11, 12, 13 et 19) ;

Vu l'ordonnance attaquée du préfet de police en date du 1ᵉʳ juillet 1905 ;

Vu les observations du ministre de l'intérieur, en réponse à la communication qui lui a été donnée du pourvoi, les dites observa-

---

prescriptions relatives aux maisons à bâtir, qu'en ce qui concerne les maisons existantes.

C'est ici que la notion de la non-rétroactivité, tant invoquée par les requérants, ou plus exactement la notion du respect dû aux situations acquises, doit intervenir pour tempérer les ardeurs quelque peu excessives de certains hygiénistes farouches. Et, dans cet ordre d'idées, il faut bien le reconnaître, votre mission apparaît plus comme un contrôle administratif supérieur exercé *a posteriori* en la forme judiciaire, que comme un contentieux à proprement parler, dans le sens ancien et étroit de ce mot.

L'indication d'une distinction à faire entre les mesures à imposer aux seules maisons à construire et celles pouvant être appliquées même aux immeubles existants est donnée par les auteurs de la loi eux-mêmes. L'exposé des motifs du projet initial nous indique ce que devra prévoir le règlement sanitaire en ce qui concerne es maisons à bâtir. Il devra déterminer la hauteur des maisons, le nombre et la hauteur des étages, la dimension des pièces habitées et leur aération, la dimension des cours et courettes, les dispositions relatives aux cabinets d'aisance, aux tuyaux d'évacuation des eaux ménagères, les branchements d'égout particuliers, etc. Et le gouvernement entend si peu que tous ces mêmes points soient réglés par les mêmes textes et avec la même

tions enregistrées comme ci-dessus le 9 juillet 1906 et tendant au rejet du pourvoi par les motifs que les prescriptions incriminées répondent aux nécessités de la salubrité et de la santé publique et concilient dans la plus large mesure les intérêts publics et privés en cause ;

Vu les observations du préfet de police annexées aux observations susvisées du ministre de l'intérieur et auxquelles le ministre déclare se référer ;

Vu le mémoire en réplique produit par la chambre syndicale des hôteliers de Paris, ledit mémoire enregistré comme ci-dessus le 8 décembre 1906, par lequel on déclare persister dans les conclusions de la requête par les motifs précédemment exposés, et dans lequel on insiste sur ce que certaines dispositions de l'ordonnance constituent des mesures de nature à modifier l'économie des garnis et à entraîner des aménagements essentiellement différents, comme notamment l'imperméabilité du sol (art. 12) la hauteur sous-plafond et le cube d'air (art. 11, 25, 27) et la chasse d'eau dans les cabinets d'aisances (art. 26) ;

Vu les autres pièces produites et jointes au dossier, notamment le règlement sanitaire du préfet de police, en date du 22 juin 1904 ;

Vu la loi des 16-24 août 1790 ;

Vu l'arrêté des Consuls du 12 messidor an VIII et le décret du 10 octobre 1859 ;

---

rigueur pour les maisons existantes qu'il ajoute immédiatement, après l'énumération ci-dessus : « Il conviendra également de comprendre dans le règlement les conditions » indispensables pour l'assainissement des maisons déjà construites. » Les conditions indispensables, mais non plus toutes les conditions désirables et simplement utiles, comme pour les édifices à venir. Et M. Cornil, dans son rapport, indiquait de son côté de la manière la plus nette que, si les règlements sanitaires devaient comprendre certaines dispositions relatives aux maisons existantes, celles-ci seraient surtout soumises au régime des mesures individuelles sanctionnées par la seule procédure des articles 12 et suivants » Pour ce qui concerne, dit-il, les immeubles existant au moment de la promulgation » de la loi, ils seront surtout soumis à la législation des articles 10, 11, 12, 13, 14, 15, » 16, 17», qui sont devenus les articles 12 et suivants.

Pour les immeubles existants, en conséquence, il ne faudra admettre dans les règlements sanitaires que des atteintes beaucoup moins graves au droit de propriété que celles qui peuvent être édictées pour les constructions futures, la disparition des causes d'insalubrité pouvant d'ailleurs toujours être poursuivie par voie de mesure individuelle et par application de la procédure des articles 12 et suivants exercée directement, comme jadis sous l'empire de l'ancienne législation des logements insalubres, et en l'absence de toute disposition réglementaire.

En ce qui concerne les prescriptions relatives aux constructions existantes susceptibles

Vu la loi du 15 février 1902 modifiée par la loi du 7 avril 1903 ;

Vu la loi des 7-14 octobre 1790 et la loi du 24 mai 1872 ;

Ouï M. Romieu, conseiller d'État, en son rapport ;

Ouï Mᵉ Durnerin, avocat du sieur Verny, agissant tant en son nom que comme président de la chambre syndicale des hôteliers de Paris, en ses observations ;

Ouï M. Teissier, maître des requêtes, commissaire du gouvernement, en ses conclusions ;

En ce qui concerne les articles 4, 5 et 29 de l'ordonnance du préfet de police :

Considérant qu'aux termes de l'article 4 de l'ordonnance du préfet de police, le logeur ne pourra recevoir des locataires qu'à partir du jour où il lui aura été délivré récépissé de sa déclaration, que la délivrance de ce récépissé est soumise aux conditions fixées par l'article 5, et qu'en vertu de l'article 29 ledit récépissé pourra être retiré en cas de non-exécution des prescriptions contenues dans l'ordonnance ;

Considérant que si, par application de l'article 7 de l'arrêté du 12 messidor an VIII, le préfet de police peut astreindre les hôteliers, aubergistes et loueurs en garni à l'obligation de faire une déclaration avant d'exercer leur industrie dans un local quelconque, aucun texte de loi n'a donné au préfet le droit de subordonner l'ouverture de leur établissement à la délivrance d'un récépissé de leur déclaration, ni d'en prononcer la fermeture par voie de retrait de ce récépissé à titre de sanction aux infractions qu'ils pourraient commettre aux ordonnances de police ; que de semblables dispo-

---

de trouver légalement place dans les règlements sanitaires, il nous paraît qu'il faudra conserver la distinction si juste et si pratique qu'avait élaborée, en ce qui concerne le champ d'application des arrêtés de police, la jurisprudence tant de la Cour de cassation que du Conseil d'État. Il y aurait donc lieu d'annuler sans hésitation toutes les prescriptions générales ayant pour effet d'apporter une modification dans le régime essentiel, dans l'économie des propriétés bâties. C'est tellement cela qu'a voulu le législateur qu'un des membres du Sénat qui a pris la part la plus active et la plus utile à la discussion de la loi de 1902, M. STRAUSS, dans le commentaire très complet et très documenté qu'il a donné de cette loi dont mieux que personne il connaît le but et la portée, s'exprime ainsi à la page 137 de son ouvrage : « Il convient de remarquer que » toutes les prescriptions du règlement devant entraîner une modification dans la cons-» truction et l'aménagement de la maison ne seront applicables qu'aux maisons qui se » construiront à dater de la promulgation du règlement. »

Toutefois, il est deux catégories de mesures auxquelles les auteurs de la loi de 1902

sitions constituent tout à la fois une violation du principe général
de la liberté du commerce édicté par la loi des 2-17 mars 1791 et
un empiètement sur les pouvoirs du juge appelé à statuer sur la
contravention ; qu'il suit de là que les articles 4 et 29 de l'ordonnance attaquée doivent être annulés pour excès de pouvoir, et qu'il
en est de même de l'article 5, par voie de conséquence ;

En ce qui concerne les articles 11, 12, 13, 19, 21, 25 et 27 :

Considérant qu'en exigeant que le sol des chambres soit imperméable, le préfet de police a entendu seulement qu'il devrait présenter un caractère d'étanchéité suffisant ; que, de même, la disposition d'après laquelle les peintures des corridors, paliers, escaliers
et cabinets d'aisances devront être de ton clair n'a d'autre but que
de permettre d'en contrôler facilement la propreté ; que le préfet
de police, par les autres dispositions attaquées, a prescrit que les
murs, cloisons et plafonds seraient enduits en plâtre, que les peintures des chambres seraient lessivées ou renouvelées au besoin tous
les ans, qu'il a fixé le nombre de cabinets d'aisances d'après le nombre de locataires et déterminé pour les diverses catégories de garnis
le cube d'air minimum des pièces ; que ces diverses mesures, dans
les conditions où elles ont été ordonnées, tant par le règlement
sanitaire du préfet de police en date du 22 juin 1904, que par
l'ordonnance attaquée, laquelle n'a fait d'ailleurs qu'en reproduire
les dispositions, n'excèdent pas les pouvoirs que le préfet tient des
lois du 15 février 1902 et du 7 avril 1903 à l'effet d'assurer la
salubrité des logements en garni, et ne sauraient être envisagées
comme portant atteinte à la liberté de l'industrie ;

Mais, considérant que les pouvoirs du préfet de police ne pou-

---

attachent une importance toute particulière, une importance telle que les règlements sanitaires
pourront les imposer alors même que, pour les maisons existantes, elles entraîneraient l'obligation de modifier l'économie des constructions, ce sont les prescriptions relatives à l'*alimentation en eau potable* et celles relatives à l'*évacuation des matières usées* que l'article premier, § 2,
de la loi vise expressément et d'une manière absolument générale pour tous les immeubles
présents et futurs, sans aucune espèce de distinction ni réserve. Les débats parlemen-
taires ne laissent, d'ailleurs, aucune espèce de doute sur l'intention du législateur de
donner, en pareille matière, à l'administration les pouvoirs les plus étendus.

Tels sont les principes généraux qui nous paraissent résulter du rapprochement des
divers articles de la loi du 15 février 1902 et des travaux préparatoires. Si, comme
nous le pensons, ils sont exacts, la solution des recours dont vous êtes aujourd'hui
saisis, et par lesquels on vous demande l'annulation de nombreuses prescriptions des

vaient aller jusqu'à exiger par l'article 11 § 1er que les garnis existants eussent une hauteur sous plafond de 2 m. 5o, qu'une telle prescription impliquait, pour tous les immeubles déjà construits et affectés à l'usage de garni, l'exécution de travaux portant atteinte à l'économie des bâtiments, dans un cas où la nécessité d'un trouble aussi grave n'est pas commandée d'une façon absolue par l'intérêt de la santé publique à l'égard de tous les immeubles de cette nature et ne justifie pas l'intervention du pouvoir réglementaire; qu'il suit de là que cette disposition doit être annulée pour excès de pouvoir, ainsi que la disposition correspondante de l'article 7 du règlement sanitaire du préfet de police. dont elle n'est que la reproduction ;

En ce qui concerne l'article 26 ;

Considérant que la prescription attaquée, relative à l'emploi exclusif des « chasses » d'eau dans les garnis à établir dans des

---

règlements sanitaires de Paris, sera relativement aisée. En tout cas, notre discussion, dominée par ces grandes lignes directrices, va se trouver considérablement systématisée et par suite abrégée.

VI. — Les recours sur lesquels vous avez à statuer sont au nombre de trois. Ils vous défèrent trois actes, trois règlements absolument distincts. Cela vient de ce que nous sommes à Paris, où les fonctions de maire sont exercées par deux personnages différents n'ayant chacun compétence que pour faire un morceau de règlement sanitaire.

La loi du 15 février 1902 avait, dans ses articles 22 et 23, fait un départ d'attributions au point de vue de la salubrité publique dans Paris entre le préfet de la Seine et le préfet de police. Mais ce départ n'ayant point été rigoureusement conforme à la répartition des compétences telle qu'elle résultait de la législation antérieure et notamment de l'arrêté des Consuls du 12 messidor an VIII, une loi spéciale du 7 avril 1903 est venue modifier les articles 22 et 23 de la loi du 15 février 1902.

D'après les textes ainsi modifiés, le préfet de la Seine a dans ses attributions ; 1° tout ce qui concerne la salubrité des habitations et de leurs dépendances, sauf les logements loués en garni ; 2° la salubrité des voies privées closes ou non closes à leurs extrémités ; 3° le captage et la distribution des eaux ; 4° la désinfection, la vaccination et le transport des malades.

Le préfet de police, tant en vertu de l'article 23 que de la législation générale sur ses attributions, est chargé : 1° de la salubrité de la voie publique dans ses rapports avec la commodité et la sûreté de la circulation ; 2° de la surveillance, au point de vue sanitaire, des garnis ; 3° des précautions à prendre pour prévenir ou faire cesser les maladies transmissibles ; 4° des contraventions relatives à la vaccination.

Par application de ces textes, il est intervenu deux règlements sanitaires, l'un dénommé arrêté et qui émane du préfet de la Seine, l'autre dénommé ordonnance et qui émane du préfet de police, règlements qui portent l'un et l'autre la date du 22 juin 1904 et relatifs chacun aux matières ressortissant à la compétence de leurs auteurs.

Le premier des recours vous défère l'arrêté du préfet de la Seine, le second l'ordonnance du préfet de police. Quant au troisième, il attaque une ordonnance du préfet de police, en date du 1er juillet 1905, qui codifie dans un même acte tous les textes relatifs aux logements loués en garni et qui reproduit intégralement toute la partie de l'ordonnance sanitaire du 22 juin 1904 concernant les appartements loués en garni.

immeubles déjà construits, n'est que la reproduction dans l'ordonnance de police du 1er juillet 1905, de la disposition de l'article 21 du règlement sanitaire du préfet de police, qui vient d'être annulée par décision du Conseil d'État en date de ce jour; qu'il y a lieu, dès lors, par voie de conséquence, d'en prononcer l'annulation;

DÉCIDE :

ARTICLE PREMIER. — Sont annulés les articles 4, 5 et 29 de l'ordonnance du préfet de police en date du 1er juillet 1905;

ART. 2. — Est annulé l'article 11 de la dite ordonnance, ensemble l'article 7 du règlement sanitaire du préfet de police, en date du 22 juin 1904, en tant que ces articles prescrivent une hauteur sous plafond de 2 m. 50 dans les garnis existants;

ART. 3. — Est annulé l'article 26 de ladite ordonnance dans celle de ses dispositions par laquelle il impose, pour les garnis à établir dans des immeubles déjà construits, l'usage exclusif des « chasses » d'eau en vue de l'évacuation des matières des cabinets d'aisances.

ART. 4. — Expédition de la présente décision sera transmise au ministre de l'intérieur.

Délibéré dans la séance du 30 mai 1908, où siégeaient M. Chante-Grellet, président de la section du contentieux, président; MM. Mayniel, Herbette, de Villeneuve, L. Legrand, Vel-Durand, Flourens, Gentil, Blanc, Jagerschmidt, Varagnac, Baudenet, Bruman, Romieu et Arrivière, conseillers d'État.

Lu en séance publique, le 5 juin 1908.

MELUN. IMPRIMERIE ADMINISTRATIVE. — Int. 2405-08, n° 270